想像を超えた難事の日々

海外邦人を支える元外務省医務官のメッセージ
拉致問題から9・11テロ事件まで

仲本光一

はじめに

外務省医務官という職種をご存知ない方も多いかと思います。厚労省に医師（医系技官）がいることは知られていますが、外務省医務官という職種は、医学生にすらあまり知られていないようです。そんな、医師としては大変特殊なキャリアを26年間にわたり経験させていただきました。右も左も、言葉も分からない状況の中、家内と幼い子供を伴っての海外生活、東京・霞が関での勤務時代も含めて、大変貴重な経験を数々させていただきました。途上国での生活の大変さはもちろんですが、先進国であっても意外な落とし穴が多数あり、苦労はつきません。

医療制度は各国で全く異なり、災害やテロが発生した際の対応など、国内とはかなり異なる状況での判断が必要になります。日本国内で医師として勤務していただけでは分からない多くの知見を、この26年間で学ばせていただきました。さらに、外務省医務官の職務の一つとして、在留邦人や旅行者の支援をさせていただきました。外務省勤務時代の最後は霞が関にある外務省診療所長として、世界中にいる約１００人の医務官のまとめ役をさせていただいています。

海外生活を送る中で、医療と同様に国民を守るために重要なテーマの一つである軍事に関する情報を、自身が全く持ち合わせていない事を痛感していました。帰国後に国内での勉強会などを物色していたところ、憲政記念館で軍事評論家の小川和久先生の講演があることが分かり、参加させていただきました。そして、その憲政記念館で尾崎行雄財団の石田尊昭理事に出会いました。石田理事から咢堂《がくどう》塾（※１）という勉強会があるので参加しないか、とのお誘いを受け、第18期・第19期の塾生として２年間勉強させていただきました。

咢堂塾では、素晴らしい学びと得難い仲間と出会うことができました。さらに光栄なことに、石田理事から咢堂塾の講師として話をしてくれないかとのお声がかかりました。錚々たる、名だたる講師陣の中で、一医師にしか過ぎない当方が講師を務めても良いのだろうか、と不安に思いましたが、自分の外務省医務官としての海外での経験、そこから考える日本への提言など、思うところを約２時間お話させていただきました。

咢堂塾の塾生さんたちからの反応が良かったのでしょうか。咢堂塾ではその後も毎年お話をする機会をいただいています。咢堂塾での講師としての経験から、自分の体験が貴重であり、国内の方にも伝えるべき内容であることを再認識させていただき、その後、医師・医学部生・看護学生のみならず、一般の方向けにも、あるゆる場所・地域で当方の経験談・知見をお話させていただくようになりました。海外の医療事情他、えひめ丸事故対応や拉致被害者支援、邦人医療支援ネットワークの設立、タンザニアから急遽帰国して向かった東日本大震災の被災地支援の経験等々。帰国後も、世界各地で起きている紛争、その後の邦人退避事案、加えて、国内でも安倍元総理襲撃事件や岸田総理爆弾投下事件など、物騒な事件が頻発していますので、その対応方法なども外務省時代に得た知見からお話させていただいています。

外務省を退官して現在は岩手県で保健所長をさせていただいています。コロナに追われた数年間でしたが、齢65歳を迎え、一人でも多くの方に、当方の経験・知見を残しておく必要があると日々感じていました。それが、26年間にわたりお世話になった海外邦人と外国の皆様への恩返しにもなると考えました。

そんな中、今回、石田理事のご紹介を得て、世論時報社で書籍としてまとめさせていただく機会を得ました。当方の経験談は、海外在留邦人のみならず、国内の皆様、特に今後世界を背負っていただきたい日本の若い方々にとって、必ずやお役に立てるものになると信じております。

是非、お手にとって、最後まで読んでいただければ、ありがたく思います。

2023年10月1日

仲本光一

想像を超えた難事の日々◎目次

1章　北朝鮮拉致問題に関わる

２００２年９月、小泉純一郎首相（当時）訪朝時、外務省医務官として北朝鮮に出張し、
北朝鮮が主張する横田めぐみさんの死亡については、首都平壌《ピョンヤン》直轄市から離れた片田舎にある精神病院を視察し病院長から話を聞き、死亡台帳を見せてもらい、それを写真に記録しました。

北朝鮮へ突然の派遣

霞が関にある外務省診療所には、当時常勤医師が4人勤務しており、いずれも医務官経験者でした。2002年9月、小泉純一郎首相が北朝鮮による核開発問題などの解決を目指し、国交正常化も視野に入れていたと思いますが、歴代首相としては初めて訪朝し、金正日《キムジョンイル》総書記と首脳会談を行うことになりました。国交が締結されていませんでしたので、北朝鮮に日本大使館はありません。そのため、外務省は平壌市にあるホテルに会議室を設置して、多数の職員を送り込み、小泉首相を迎える下準備と首脳会談の根回しをすることにしました。

私は外務省診療所で、北朝鮮に派遣されることになった職員に対し、予防接種や健康診断などを行っていたのですが、まさか自分も行くことになるとは、夢にも思っていませんでした。1ヵ月以上前から現地入りしていた外務省職員が、お腹を壊すなど体調を崩しているとの報告が入り、診療所から医師を派遣してほしい、という依頼が地域課からありました。私が一番年少の医師だったからでしょうか、「仲本が行け」という指示があり、総理訪朝の2週間前に平壌市に向けて出発しました。

平壌市のホテルは、外見上大変立派で清潔な印象でした。一人部屋に入りましたが、部屋に内鍵はありませんでした!!　それは、いつでも誰かが部屋に侵入できる状態であるということです。さらに、バスルームの横には、大きな鏡が壁に設置されていました。その鏡は、日本の警察から派遣された方がチェックしたところ、マジックミラーであることが分かり、また、隣の部屋との間に人が座れる程度の隙間があることから、常に部屋の中を監視できる状態であったのです。

幸い我々の滞在中、特に何かあったわけではありませんが、常に見張られていた、ということかと思います。ホテルの会議室には、幹部の席に内線電話が設置されていましたが、北朝鮮の担当者から「内線電話の番号は、あなたが覚えやすいように、日本の自宅の電話番号の下番号と同じにしておいたから」と言われたということを聞きました。派遣されている外務省員の日本の家族のことも把握している、という〝脅し〟のように見えました。

事前に派遣されていた外務省職員に、その後病人が出ることもなく、私は無事に職務を遂行して総理を迎えることができました。総理訪朝後、一旦帰国したのですが、その後に大きな任務が入りました。それは、北朝鮮が拉致を認めて日本へ返すことになった5人の人物同定の作業です。北朝鮮が提示してきた蓮池さんご夫婦、地村さんご夫婦、曽我ひとみさんの5人が、本当に日本から拉致された本人であるのか、現地で確かめる必要がありました。そのことを調べるための調査団の一員として、再度北朝鮮に派遣されました。

平壌市のホテルで面会

平壌市のホテルの一室で、それぞれの方々と面談し、日本のご家族から得ていた情報（身体的特徴、幼児期の記憶など）を本人に直接確認するなどの作業を行い、拉致された5人であることが確定されました。北朝鮮が主張する横田めぐみさんの死亡については、首都平壌市から離れた片田舎にある精神病院を視察して病院長から話を聞き、死亡台帳を見せてもらい、写真に記録しました。朝鮮語に堪能でない自分にはその時点では分からなかったのですが、台帳に記載されていた死亡年月日は、生存確認されている日付の前であったり、〝死亡〟という記述が〝入退院〟という記述を修正したものであったり、カルテの患者番号が次の男性患者と同じであったり等々、とにかくいい加減な書類であったことが、私が日本に持ち帰った写真から判明しました。また、後日送られてきた遺骨は、ＤＮＡ鑑定の結果、本人のものではありませんでした。したがって、めぐみさん自身の安否は現在も不明のままです。

平壌市のホテルでは、横田めぐみさんの娘さんにもお会いし、ＤＮＡのサンプル採取などの作業を行い、日本にいるめぐみさんのご両親のＤＮＡと照合作業を行い、最終的にお孫さんであることを確認しています。拉致されていた５人が、政府専用機で帰国する際にも、私は平壌市に行きました。平壌空港内で５人の健康状態をしっかり確認しました。羽田空港到着時、ご家族との感動的な再開の場面の映像は、多くの方がご覧になったのではないでしょうか。そのニュース映像には、私も写っていたようで、長く会っていなかった学生時代の同級生たちから、「北に行っていたんだ。なんでお前が？」、といった連絡を多数もらいました。

帰国された５人とは、その後も健康状態、精神状態を確認するため、佐渡、柏崎、小浜に出張してお会いしましたが、5人のお子さんたちが帰国されていない時期で、彼らは日本にいても精神的には拉致された状態のままであり、医師である私に対しても心を開いた対応をされていなかったことが強く印象に残っています。平壌市のホテルで最初にお会いした時は、北朝鮮のスタッフの顔色を伺い、朝鮮語しか話さなかった方もいました。改めて暴力による支配・洗脳の怖さ、監視社会の怖さを感じました。

北朝鮮の一般の人々や街の雰囲気はどうでしたか？　と友人などから聞かれることがあります。我々がお会いした北朝鮮の方々は、全て先方が用意した〝役者さん〟であり、街の建物も〝映画のセット〟であり、素顔や裏側は一切見られませんでした、とお答えしています。ただ、平壌市内から車で1時間以上離れた精神病院に行く道すがら車の窓から見かけた農村の人々は、貧しい身なりでした。田畑は現在私が住んでいる岩手とは全く異なり、荒れ果てた状態であったことは記憶しています。

２０２１年に蓮池さんが岩手県の奥州市前沢に講演（拉致被害者救出）で来られましたので、20年ぶりにお会いしてお話させていただきました。すっかり柔和な表情になり、少しふっくらされていたのが印象的でした。

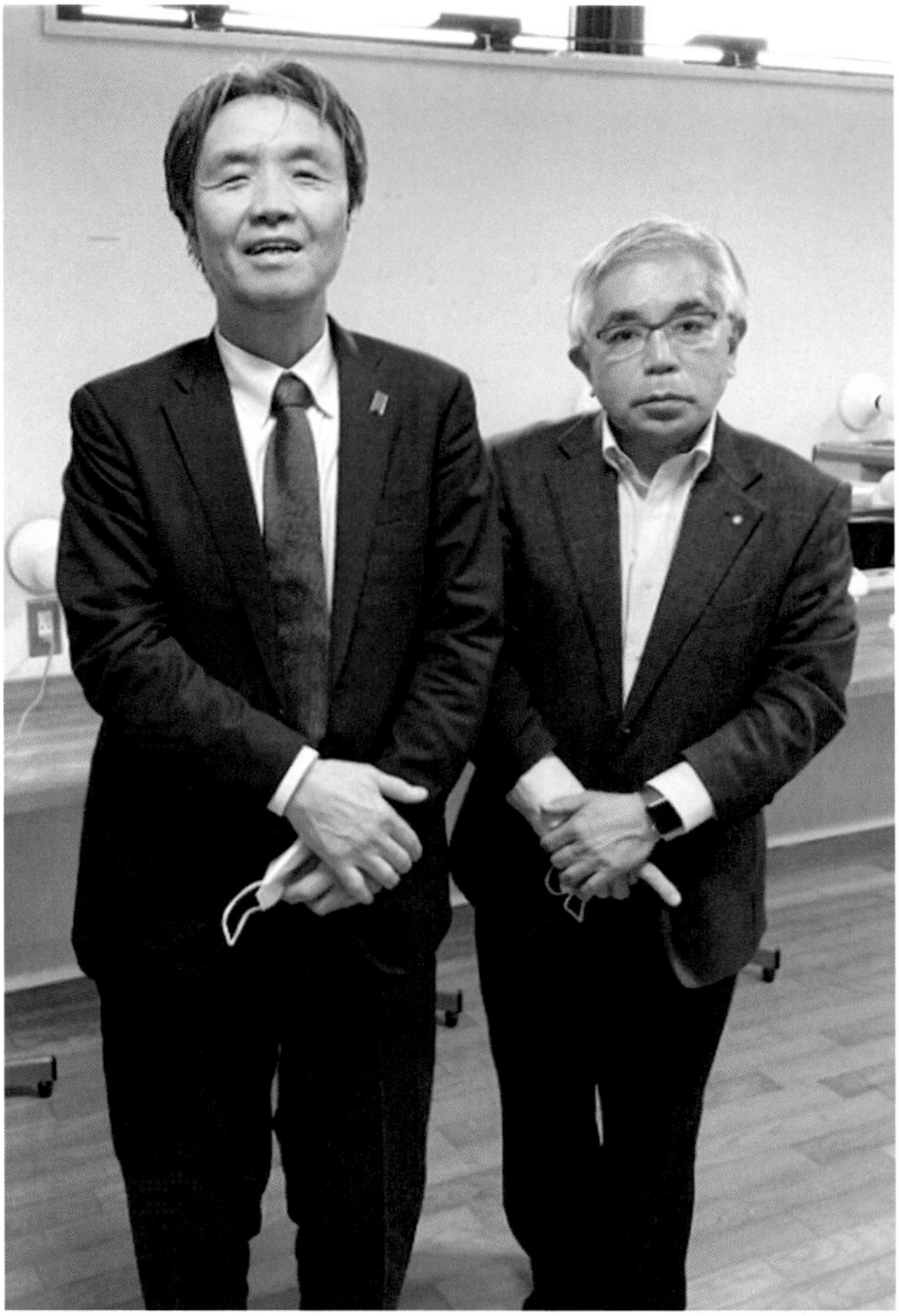

2021 年 5 月 29 日、岩手県奥州市前沢ふれあいセンターに講演でこられた蓮池薫さん（左）と筆者。

2章　9・11ニューヨークテロ事件

ジャムズネット設立（邦人医療支援ＮＰＯ）

２００１年9月11日、米国同時多発テロが発生しました。当時の私は東京の外務省診療所勤務で、自宅で夜のニュース「久米宏のニュースステーション」を観ていました。生中継の間に2機目が高層ビルに衝突し崩落した現地に「行ってくれ」という異例の命令が後にありました。

騒乱のニューヨークへ

次の任地がニューヨーク総領事館と言われたのは、まだインドに赴任してから1年足らずの2004年で、「来年行ってくれ」という、やや異例な命令でした。医務官の場合、在外勤務はだいたい一箇所3年というサイクルでしたので、早いな、どうしてだろう、と感じていましたが、後々に理由が分かりました。

ニューヨークでは、2001年9月11日に米国同時多発テロ（9・11）が発生していました。当時は東京の外務省診療所勤務でしたので、自宅で丁度夜のニュース（久米宏のニュースステーション）を観ていましたが、生中継の間に2機目が高層ビルに衝突し崩落。本当に驚いた記憶があります。

現地では最初、〝Remember Pearl Harbor〟という言葉が行き交ったそうです。その言葉には〝米国本土を攻撃されたのは真珠湾攻撃以来〟との意味合いがあり、米国在住の日本人は嫌な思いをしたそうです。その後、イスラムのテロリストの犯行と判明した後、米国は反イスラム一色に染まり、それに対しても、日本人は本当にそれでよいのだろうか？　という違和感を覚えたようです。世界貿易センタービルへの飛行機の激突が、テロによる犯行であると判明した後、米国は緊急事態宣言を発令し、その結果として、全ての商用ビル、すなわち日本総領事館が入っていたマンハッタンの雑居ビルも強制的に閉鎖されてしまいました。

当時ニューヨークには、約5万人の邦人が在留していました。国際都市ニューヨークに在住する外国人としては、21番目の数でした。ニューヨーク市は平時においては、病院や学校を含め国際都市として機能すべく、外国語資料なども必ず用意して発信していたのです。当時の混乱の中、21番目の国民への対応はできない、つまり日本語情報を全く出せない状況にありました。情報を母国語で得られず混乱した状態の中、現状の理解、今後の安全対策等を求めて日本総領事館に殺到した多くの日本人は、ビルの入り口の閉鎖によって門前払いを食わされた格好になりました。

あくまで後知恵になりますが、こうした事態直後であっても、ビルの1階の窓に貼り紙をして、臨時総領事館事務所はここです、連絡先はこちら、などと迅速な対応をしていればよかったのかもしれません。しかし混乱の中、総領事館は余裕がなく、そうした丁寧な対応ができなかったのだと思います。

9・11以前は、ニューヨークにいる日本人は、特に生活上問題を抱えていなかったのかもしれません。こうした大規模災害・テロ発生時には、災害弱者、情報弱者となってしまうことを痛感し、また総領事館の対応のまずさにも多くの批判が集まりました。

総領事館・外務省もこうした批判に真摯に答えるため、その後検討し、大使を民間企業から登用して民の意見を反映させるなど、対応策をいろいろと講じていました。その対応策の一つが、私の派遣だったと、ずっと後になってからですが、当時の総領事館の次席から聞きました。その次席は、ニューヨーク勤務になる前は、日本で領事局の邦人保護課に所属していて、私が〝えひめ丸事故〟他、邦人支援の現場において評価を受け、大臣賞（川口賞）を受賞していたことも知っていました。また、ニューヨーク総領事館の医務官は、米国大陸全体を担当するメンタルヘルス担当官という役割もあり、従来は精神科医が派遣されていましたので、元々外科医であった私の派遣は異例のことでした。

私がニューヨークに赴任したのは、2005年8月でした。インドから転勤した直後、最初にお会いしたのが、米国日本人医師会の会長（当時）であるコロンビア大学の本間俊一医師でした。本間先生は、お会いした最初に、「ニューヨークに様々ある邦人支援団体の連携が必要である」と提言されました。その提言を受けて、総領事館の全面支援を得て設立させたのが「邦人医療支援ネットワーク」（JAMSNET：Japanese Medical Support Network）（※2）でした。

ニューヨークには、日本国外では世界で唯一の医師会である米国日本人医師会が１００年という長きにわたり活動をしていました。他、ニューヨーク日系人会、日米カウンセリングセンター、JASSI等々、多数のＮＰＯが独自に邦人支援活動と米国との交流活動を行っていました。こうした支援ＮＰＯ、医療の他、福祉、教育、生活支援などの団体が総領事館で一堂に会して定期的に会議を持つことになりました。

ジャムズネットが各国で設立

２００６年1月のことです。多くのプレイヤー達が集まり、楽譜にとらわれず共通の目的のために一つの音楽を奏でるジャズの〝ジャムセッション〟にもかけて、当方が命名させていただいたのが〝JAMSNET〟です。その後、参加団体で協力して邦人支援活動を行う方向になり、ニューヨークで毎年実施されるようになったジャパンデイでの医療ブース設置、日系人会での医療イベントなど、さまざまな活動を一緒に実施するようになりました。

特に、日系人会主催・ジャムズネット共催で開催されるようになったヘルスフェア（※3）は、春と秋の年2回開催されるようになり現在まで続いています。これは、日本語で1ヵ月あまりにわたり日系人会の会場で行われる健康啓蒙イベントであり、世界に類をみないものです。その後、ジャムズネットは、東京、カナダ、ドイツ、アジア、オーストラリアにも設立され、世界中の邦人を支援するネットワークに成長しています。各地のジャムズネットが集まるジャムズネット・ワールド大会も実施しており、ニューヨーク、東京、シンガポール、デュッセルドルフなどで開催しています。

ジャムズネット東京、現在のジャムズネット日本の立ち上げに尽力された池田みどりさんと出会ったのもニューヨークでした。外務省本省診療所勤務の鈴木満医師から、

「小学校の同級生のジャズピアニストがニューヨークにレコーディングに行くので、よろしく」、と連絡がありました。もとよりジャズファンの私は、池田さんが来られてから、毎日のようにニューヨークの街をご案内し、レコーディングなども拝見しました。

「神様がくれた時間」（※4）という素晴らしいアルバムが無事完成したのですが、1ヵ月ほど彼女がニューヨークに滞在している間、ジャムズネットのメンバーとも深く交流するようになり、帰国後、東京に同様の支援組織ができないかと池田さんから提案をいただき、それが後の「ジャムズネット東京」、現在の「ジャムズネット日本」の設立に繋がっています。

私は設立当初、理事長をさせていただきました。池田みどりさんは、その後もジャムズネット東京の事務局として長く活動していただいていたのですが、昨年病に倒れ、還らぬ人となってしまいました。彼女のジャムズネットへの功績は、計り知れない大きさであったこと、改めて噛み締めています。

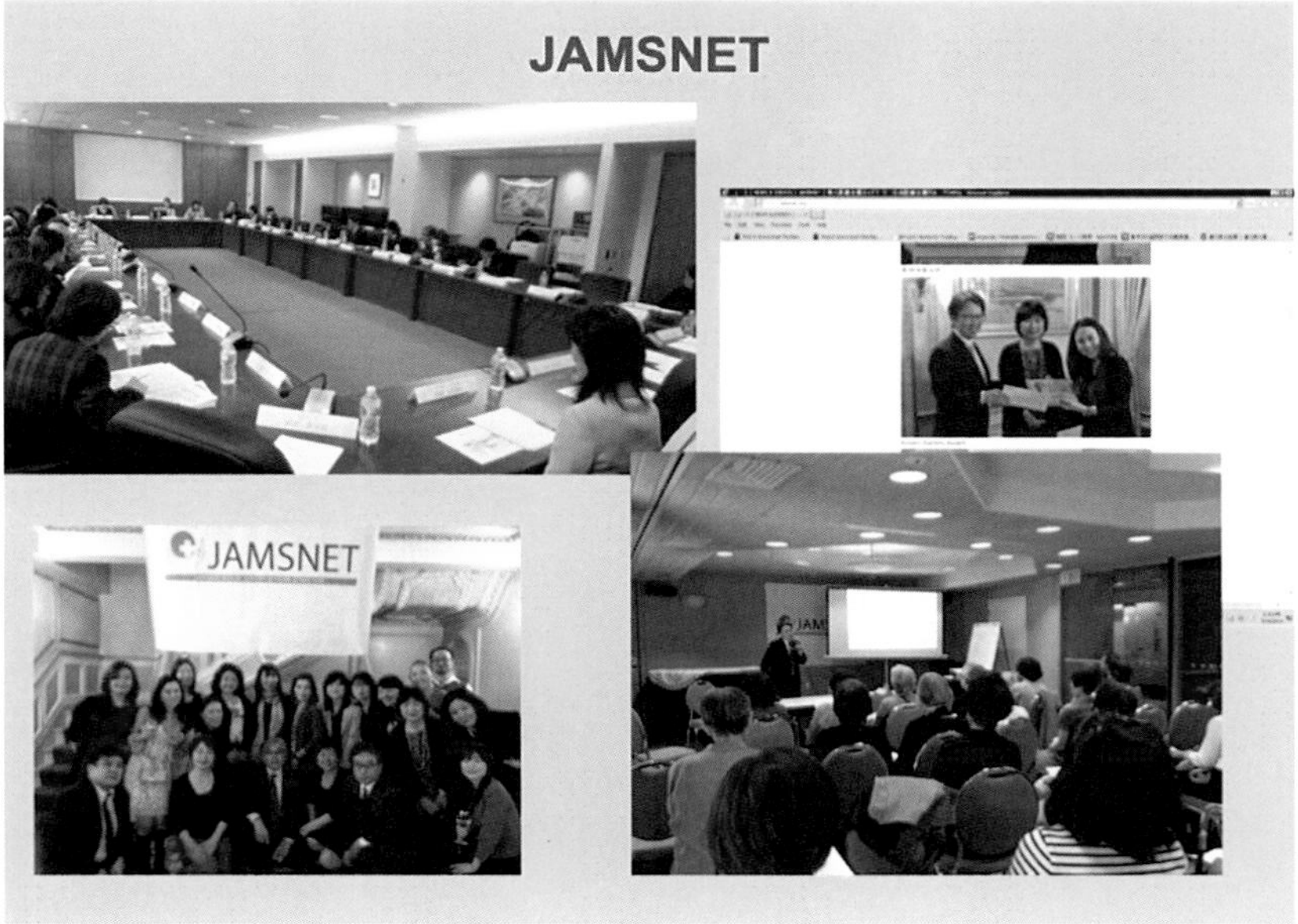

JAMSNET の活動
左上：総領事館で開催された第 1 回の会合
右上：代表の本間先生他
左下：第 1 回ジャムズネットワールド
右下：ジャムズネットワールドでの一般向け講演会

3章　外務省医務官への転身　発展途上国での活動

私は地元の横浜に戻り、横浜市立大学医学部でお世話になり外科医として10年弱の経験をさせていただきました。

10月1日、外務省採用、中旬にはミャンマーに赴任の指示を受けたのです。

1年後のオファー

弘前大学医学部卒業後、私は地元の横浜に戻り、横浜市立大学医学部でお世話になり、外科医として10年弱の経験をさせていただきました。外科医の仕事は経験を積めば積むほど技術が磨かれ、たいへん充実した仕事であると感じていました。しかし、元々医師志望でなかったこともあり、このまま国内の医師として終わることに一抹の寂しさを感じ、学生時代に憧れていた海外生活にチャレンジすることにしました。自分のルーツである〝海洋民族〟沖縄の血が関係していたのかもしれません。

当時、既に結婚しており子供（男児６歳）もいたため、海外支援ＮＰＯでは家族を養えないのでどうしたものか、と考えていたところ、横浜市立大学医学部第二外科の医局の先輩で外務省に所属し、ケニアで働いているという方がいると聞きました。「医務官は大学教授や大使になったりするような出世はなく、また収入も通常の公務員と同じ」というお話でしたが、「非常に面白い経験をたくさんできる」、という事を聞き、早速外務省に応募させていただきました。

医務官採用試験に合格しましたが、実際のオファーが来たのは1年後でした。10月1日外務省採用、中旬にはミャンマーに赴任してくれ、という指示でした。ミャンマーには前任の医務官がいましたが、通信事情が悪く、事前情報はほとんど取得できず、実際に現地情報を聞けたのは、前任者が帰国した後の赴任直前で、東京の喫茶店でお会いしての1時間程度のみでした。それでも、なんとか手配して、家族を連れて、ミャンマーに着任しました。

今思えば、よく家族が一緒に同行してくれたと思っています。家内は研修医時代に知り合った看護師（岩手県出身）であり、外国生活には全く縁がありませんでした。英語を含めた外国語も本格的に勉強したことはなく、相当な不安があったのではないかと思います。それも6歳の長男を抱えての渡航です。ただ、好奇心旺盛、度胸満点な明るい性格であり、着物の着付けもできて、お花の免許も有していて、社交性もあるなどなど、外交官婦人としての基礎的な素養があったように思います。もちろん外国語については、赴任前も現地でもかなり熱心に勉強していました。とある途上国の両替所で、店の表に表示されているレートを交渉で値切り、結果、有利な条件で両替している姿を見て、たくましい‼　と感心したことがありました。

最初の任地ミャンマー

首都ヤンゴンにある日本大使館の中に医務官室があり、そこでの勤務でした。１９９２年10月のことです。家族で最初に泊まったミャンマーのホテルは、お世辞にも清潔とは言えず、長男が最初に覚えたミャンマー語は、ホテルのボーイさんを呼んで駆除してもらうための〝プーハ〟（ゴキブリ）でした。それでもホテルの食事は比較的美味しく、また、大使館や邦人の人たちは皆親切で、なんとか無事に生活を始めることができました。長男もヤンゴン日本人学校（生徒数７人）に入学できました。

ホテルを出て一軒家に移りましたが、最終的に住んだのは外交団が多く住んでいる地域で、敷地が３００坪ありました。現地で使用人さんを雇用することは、我々外交官の役目の一つでもあり、多い時には警備員さん、運転手さん、庭師さん、コックさん、家事補助さん、ベビーシッターさん等、７人雇っていました。

さらに、彼らの家族、子供たちも含めて20人あまりが住むための小屋も敷地内に立てました。我々は貧困国において、雇用を創出する一企業の雇用者という役目もあったのだと思います。実際、運転手さんはヤンゴン大学卒業のエリートでしたが、良い就職先がなく日本大使館職員の運転手に応募したのだと思います。大変優秀で、当方よりは遥かに上手な英語を話していました。

当時のミャンマーは、現在と同様に軍事政権であり、アウン・サン・スー・チーさんは自宅で軟禁されていました。欧米からの厳しい経済制裁を受けていたため、非常に貧しい状況であり、日本人が安心して通院できる病院は皆無でした。そのため、在留邦人は１００人程度でしたが、皆さん何かあると必ず大使館の医務室に相談に来られ、当方が一人で対応していました。幸いにして、医務室には優秀なミャンマー人のアシスタント（女医）がいましたので、彼女に随分助けてもらいました。特に熱帯病については、当方に知識が少なく、ヤンゴン大学医学部に週1回勉強に行きながら勤務していました。

自分の専門外の領域については、本当に苦労しました。インターネットの無い時代であり、かつ、国際電話回線数も限られていて、日本に電話を繋いでくれるまで5、6時間待たされる状況でした。他科の先輩のアドバイスを受けることもできず、目の前の切迫した患者さんを、自分一人でとりあえずなんとか対応しなければなりませんでした。

原因不明の肝炎になった邦人を治療した例、切迫流産の女性を何とか現地病院で診てもらった例、「これから死ぬ」とナイフを胸に突き刺した状態の女性から電話があり、現地に駆け付けて対応した例、大腸からの出血が止まらず何とかシンガポールまで輸送した例、心筋梗塞になりバンコク、さらに日本まで移送した例等々、ほとんど綱渡りの事例が多数ありました。

大使館の現地職員の若い女性が腎不全になりましたが、ミャンマーでは透析ができず、そのまま亡くなったことは深く記憶に残っています。

必死で綱渡り的に対応していましたが、医療インフラの悪さ、医療情報収集の難しさといった背景を、全ての在留邦人の方が理解していましたので、ミャンマーでただ一人の若い日本人医師である私を温かい目で見守り、頼りにし、そして育てていただいたと思っています。その在留邦人の皆様への感謝の気持ちが、今につながる在留邦人支援活動の原点になっています。

もう一つ、これも日本語情報の少ないミャンマーならではの事です。日本人学校の校長先生が月1回、日本人向けに情報誌を発行していました。当時の校長先生から依頼され、私も医療情報の連載を始めました。それが後に本としてまとめられた『医療落語博士と助手』です。

博士と助手の二人の軽妙なやりとりの中で、感染症や他の医療情報を分かりやすく伝えて、最後は必ず〝落ち〟もあるという対話形式の、落語のような内容の連載で、自分自身にとっても勉強する良い機会となりました。

この『医療落語　博士と助手』は、次の赴任地インドネシアでも日本人会の情報誌で連載を継続し、現地で製本していただきました。売上は、現地の小児病院に全額寄付いたしました。また、その後、ホームページ（※5）としても掲載しました。

ミャンマーは軍事政権でしたが、治安は安定しており、市内に適当というか、清潔なレストランが無いこともあり、夜は邦人同士の家に行き来して、毎日のように食事会をしていました。物の無い、お酒も手に入りにくい状況の中での食事会でしたが、そうした経験が〝同志〟のような結びつきを作り、当時の仲間たちとは、今でも交流しています。

早逝した若き女性外交官、高橋妙子さんが、いつもその中心にいたことを記載しておきます。彼女は、帰国後、がんを患い亡くなってしまったのですが、今、彼女が生きていたら、世界でどんな外交活動を行っていたかと思うと、本当に残念です。

在留邦人の唯一の楽しみは、ゴルフだったと思います。イギリス統治の名残もあり、ゴルフ場はいくつかありました。ただ、手入れが悪いので、日本でいえば河川敷ゴルフ場のような感じでしょうか。芝は荒れ果てた状態でした。ゴルフ場のキャディさんは代々、ほとんど前任者の引き継ぎであり、我々がそのキャディさん一家を雇っている状況でした。そのため、しばらく、例えば1ヵ月程度ゴルフ場に行かないと、「マスター、どうしたのか?」、と家まで様子を見に来ていました。

ゴルフ場ではプレー終了後、レストランでビールを飲みましたが、当時はマンダレービールという現地生産製のものしかありませんでした。それは瓶詰めですが、1本ずつ色が違っていて、味も様々で中には酸っぱい物が混ざっていることもあって、品質管理が全くできていない代物でしたが、ゴルフ遊びでのご愛嬌の一つとしてエンジョイしていました。

仲間同士で、サンドウェイという海岸に遊びに行ったことがあります。大変きれいな海岸でしたが、周辺には我々が泊まるコテージ以外に建物が全くなく、夜になり電気が消えると、本当に深黒の闇となり、素晴らしい星空が現れます。満点の星に、10分おきに流れる星が降ってくるように感じる空気の透明度で、息を呑むような美しさは、今でも忘れられません。

ミャンマーでは3年間の勤務でした。初めての医務官生活、それも医療事情の厳しい途上国でしたが、在留邦人の皆様のバックアップのおかげで、何とか無事任務を遂行できたと思っています。改めて、いかに日本が恵まれた状況にあるかを実感した最初の任地でした。

インドネシアで遭遇した大暴動

ミャンマーの次はインドネシアでした。それは、1996年3月のことです。インドネシアは当時でも大国で、日本からのＯＤＡ支援もあり、経済発展が著しく、邦人も約1万人在留していました。外務省医務官の医師免許は、現地では有効ではなく、基本的には大使館・総領事館内で外務省職員とその家族を診ることが許されているだけです。このことから、ミャンマーで日常的に邦人を診ていたのは例外であったことが分かりました。在留邦人の多くは、日本の医学部を卒業されたインドネシア人医師のいるクリニックを受診していました。

ホテルから前任者の一軒家に移った直後でしたが、大雨の時、玄関先に置いてあったゴルフバッグなどが盗まれたことがありました。後日、盗まれたゴルフクラブ、ドライバーが某ゴルフ場で売られているのを見つけて驚きました。その時、「このクラブは元々俺の物だ」と売り子に言いましたが、「知らない」と言って、早々と店をたたんでいなくなってしまいました。

外務省医務官の職務を改めて整理すると、1つ目に外務省職員・家族の健康管理。2つ目は現地医療事情調査・報告。そして3番目に緊急時・災害時などの邦人支援です。2番目の現地医療事情調査では、病院訪問や現地の厚生省への公式訪問などで情報を収集していました。病院の場合も、正式なアポイントを取って見学に行くのですが、先方は日本政府職員の訪問ということで構えてしまって、清潔な部分のみしか案内してくれなかったり、その一方で、ＣＴやＭＲＩが欲しいなどといった経済支援関連の話ばかりになったりしがちでした。

インドネシアにはＪＩＣＡから派遣されたＪＯＣＶ（青年海外協力隊）が多数いて、看護師隊員も各地に配置されていました。看護師隊員たちは現地医療機関の最前線で支援活動を行っており、実態を把握しているので、彼女たちを訪問して情報を得るようにしました。首都ジャカルタのみならず、地方まで、一番遠い場所としてはパプアニューギニアの隣、ニューギニア島のジャヤプラまで行きました。

ＪＯＣＶの看護師さんたちは、環境が厳しい中、本当によく頑張っておられましたので、その激励も兼ねての訪問でした。彼女たちは2年間の派遣ですが、「結局、砂に水を撒いているような」状況の中、少しでも現地の方々のお役に立てるように奮闘され、現地の方々にも大変感謝されていました。その姿に接し、日本のＪＩＣＡを通じた支援の素晴らしさを実感しました。

経済制裁を受けていた関係で、ミャンマーにはＪＯＣＶの隊員はいませんでしたが、その後赴任したインドやタンザニアには多数派遣されていましたので、彼等、彼女たちにお会いして話を聞き、激励し、何か体調不安なことがあれば、私に遠慮なく相談するように伝えていました。

経済発展を遂げ、治安もそれなりに安定していたインドネシアでしたが、スハルト政権の末期になり、経済の中心にいる中華系移民に対する反発が少しずつ大きくなってきました。中国人街への焼き討ち事件などが発生し、街の中心部から車で1時間程度離れた場所にある日本人学校の生徒たち８５０人が、帰路で発生した暴動のために帰宅できなくなるという事態が発生しました。それは１９９８年5月のことでした。更なる大暴動が起きるのではないかと危惧され、日本政府は、1万人いた邦人全てを国外に脱出させるプロジェクトを計画しました。それは、ＪＡＬ、ＡＮＡのチャーター便を多数手配して、ジャカルタのスカルノハッタ空港から邦人を脱出させるプロジェクトでした。

多くの邦人は市内の日系ホテルに集合して、日本政府が用意したバスで空港まで行き、チャーター便が到着するまでの間は空港で待機します。長い場合には1日以上、熱帯の冷房の効かない途上国の空港で待たなければなりません。空港には大使館職員が待機して臨時事務所を設け、帰国の手続き、航空機代の貸付などの支援を行っていました。私は、空港内で体調を崩された邦人のための診療、超法規的対応でしたが、空港内で点滴などの治療行為に当たっていました。

その暴動は、結果としてそれ以上大きくなることはなく、その後、数ヵ月して邦人も徐々にインドネシアに戻ることができたのですが、この邦人脱出プロジェクトは、後の安保法制改正につながっています。実は、バリ島にいた邦人については、ＪＡＬやＡＮＡ便ではなくインドネシアのガルーダ航空で国外に搬送されました。当時、バリから脱出した多くの邦人が、「なぜナショナル・フラッグが迎えに来てくれないのか」と言って、強く日本政府にクレームしていた事実があります。その後、法改正があり、現在はご承知の通り、自衛隊機による海外からの邦人搬送が可能となりました。

個人的には、インドネシア時代に一番辛かった経験といえば、若い邦人の自殺でした。毎日のように悩み相談を受けていて、長い時は1時間程度お話をしていました。

そして、ある朝お会いした時、彼の方から、「お蔭様で大分気持ちが楽になりました」と言われ、ほっとしたのを覚えています。しかし、その数日後でした。アパートの部屋で服毒自殺をした彼の遺体が発見されました。

遺体の確認は私が行い、日本にいるご両親に第一報の連絡をしました。その時の「なぜ助けられなかったのか？」そのトラウマは、その後の日本勤務時代の精神科・心療内科での研修につながっています。

約10年間は夢中、貪るように勉強したような気がします。その経験のお陰で、今でもメンタル面も含めた邦人支援活動ができているのかもしれません。

その他、ガルーダ航空機がスマトラ島のメダンに墜落して、邦人７人が亡くなるという痛ましい事故もありました。その際は、日本から来られた遺族にご遺体を確認し、説明をする役割はＪＯＣＶの看護師さんが担当されました。熱帯の小学校、冷房設備も無い広い体育館に並べられた何百体もの遺体を、一体ずつ遺族と確認する作業を担当された彼女は、その後精神を病み、ＰＴＳＤ（心的外傷後ストレス障害）になりました。

私は、彼女のケアを1年間にわたって行いました。他、政治的に不安定な状況も影響していたのかもしれません。その後も在留邦人でメンタルに不安を抱える方は少なくない状況でした。身体疾患については日本語で診てくれるインドネシア人医師はいましたが、メンタルケアをできる医師はいませんでした。そんな中、在留邦人の奥様の中に臨床心理士がいて、ジャカルタ・カウンセリング（※6）というＮＰＯを作りたいので協力してくれないか、との提案をいただきました。

私は二つ返事で了承し、その後、邦人のメンタル支援活動を大使館の中で官民協力して行いました。こうしたＮＰＯと官民協力して対応できるという経験が、後の〝ジャムズネット〟の設立に繋がっていると思います。

インドネシアでの4年間を総括すると、邦人支援におけるメンタルケアの重要性に改めて気付かされたことかと思います。日本へ帰国後、元々外科医であった自分が心療内科・精神科を本気で勉強させていただくきっかけになりました。

インドの日本人旅行者

インドネシア勤務の後、一旦日本勤務になりますが、その次はインドでした。インドも大国で、世界一の民主主義国家です。カースト制度は職業ギルドのような形でゆるく残っていましたが、最低カーストの人も選挙で知事になっている立派な民主国家でした。医療的には、インドの医師の多くは英国での研修経験があり、大変優秀で世界最高レベルの循環器病院等もあるのですが、一般の方は西洋医学よりもインドの伝統医学であるアーユルベーダや民間療法を信用し利用している印象でした。

インドは〝感染症の宝庫〟でもあり、清潔国で育った日本人は、インドでは必ずお腹を壊しますのでご注意ください。私自身、油断してカレーの横に添えてあった生野菜を口にして、本当に痛い目にあったことがあります。丁度、タイへの旅行前だったのですが、インド航空機の機内では、バンコクに着くまでの間、ほとんどの時間トイレに座っていました。ＣＡさんから何か言われるかと思ったのですが、よくあることなのか？　何も心配されなかったことをよく覚えています。

日本からの旅行者も大変な目に遭っています。急性虫垂炎になった日本のバックパッカー（学生さん）が腹腔鏡で綺麗に手術をしてもらったにもかかわらず、その後、創感染を起こし、腹腔内に膿がたまり、正中切開、開腹してドレナージ（排膿）をすることになった例がありました。担当した医師は英国で修行を積んだ医師で優秀でしたが、「何故日本人だけこんな結果になるんだ」と不思議がっていました。通常のインド人であれば有している細菌に対しての免疫が、日本人の学生さんには全くなかった、ということかと思います。なにしろ、遺体を流しているガンジス川の川べりで沐浴をし、顔を洗い、うがいをしている人たちとは、免疫力が全く異なるのは当然かもしれません。

また、安価で手に入る麻薬に〝はまって〟街中で暴れている邦人に対する支援・保護、日本への搬送なども多く経験しました。空港で日本人らしき青年がラリって暴れているから、日本大使館で保護してほしい、という依頼がインド警察当局から日本大使館に入ります。インド警察は日本との外交関係を考慮して、わざわざ連絡してきてくれるようですが、隔離施設など持たない日本大使館としては大変な作業になります。

警察出身の領事と医師である私と二人で現地に向かい、その日本人を広い空港の滑走路で追いかけて説得し、疲れたころを見計らって、鎮静剤入の水を飲ませて寝かせたところで、救急車で病院に運び、日本の家族に連絡して引き取りにきてもらうという、法律すれすれのとんでもない対応で処理したこともありました。

インド人に比べると日本人は細菌に弱いという点で、肉体面の弱さ、そして麻薬にはまりやすいという点で精神面においても虚弱・バルナブルであると感じました。

邦人援護の現場で一度、私自身が危険な目に遭ったことがありました。邦人女性がレイプ被害に遭った話を聞き、被害者女性の滞在しているホテルに、警察出身の領事と私の二人で訪問した時のことです。ずっと懐に手を入れていた彼女は、ナイフを隠し持っていて、私の発言中に突然に飛びかかってきました。幸い、お互いに事なきを得たのですが、薬物中毒があり、妄想から私への攻撃だったようです。インド勤務は2年間と短かったのですが、邦人援護例では数多くの経験をさせていただきました。

タンザニアの医療事情

ニューヨークの次の任地がタンザニアでした。大自然に恵まれたアフリカでしたが、やはり医療においては状況が厳しく、虫垂炎以上の重症疾患においては先進国への搬送が必要でした。海外全般に言えることですが、旅行保険にいくら加入しているかが非常に重要でした。３００万円しか加入していなければ、タンザニアで大怪我・大病した場合は、隣国のケニアまで運ばれて終わりです。最終的には、「障害治療費用」、「疾病治療費用」、「救援者費用」の項目につき、合わせて３０００万円から４０００万円の保険を掛けていれば、患者さんの状態が許せばという条件付きですが、日本に搬送してくれることを保険会社に確認しています。

私の娘が３日間熱を出したことがありました。外国人も使っている清潔な新しい病院に連れて行ったところ、「マラリアです」と言われました。そうか？　と思ったので、「念のため血液塗抹標本のスライドを見せてくれますか？」とお願いしたところ、「少し待ってください」と言われ、20分後くらいに「できました」ということで見せてもらいました。

マラリアという病気は、蚊が媒介してマラリア原虫が赤血球に入り込み、貧血を起こすなどの病気で、血液スライドを見れば診断がつくはずです。しかし、私には赤血球中にマラリア原虫がいるようには見えなかったため、「念のためデング熱の抗体も調べていただけますか？」とお願いしたところ、検査が実施され、結果はデング熱であることが分かりました。

娘は数日後に無事退院したのですが、退院サマリーを見ると診断名に、〝マラリア・デング熱・腸チフス〟、と記載されていたので、笑うしかありませんでした。診断名ではなく、それぞれの病名に対応した薬剤を病院で使用しました、という請求書のようなものでした。現地で流行している熱帯感染症に対する診断能力もこのレベルでしたので、生死に拘わる疾患については、旅行保険を使った先進国への搬送が本当に重要でした。

邦人旅行者が街中を歩行中、後ろから来たバイクにカバンをひったくられる事件も度々ありました。悲惨だったのは、取られまいとして抵抗したために道路上に転倒、後方から来た車に轢かれて亡くなってしまうという事がありました。

ひき逃げ犯を特定するため、警察の方と一緒に道路脇に設置されていた防犯カメラの映像を見に行ったのですが、現地のタンザニア警察の方々は、映像の見方を理解しておらず、日付の確認もしないので、「それは前日の映像です」と私が指摘しなければならない状況で、犯人特定どころではありませんでした。

現在、外務省は、途上国に限りませんが、外国にいて後方から来たバイクなどにバックをひったくられた際は、抵抗せずに手渡すように、というアドバイスをしています。〝命あっての物種〟ということです。また、〝高価な腕時計や貴金属などを身につけて、見せびらかすように街中を歩かないように〟という注意もしています。

タンザニアでの、というか、外務省勤務時代の一番の思い出になったのが、渡辺貞夫さんとの出会いでした。ナベサダさん（通称）は、当時のＪＩＣＡ総裁である緒方貞子さんと親しかったことから、アフリカのＪＩＣＡ職員の応援に行ってほしいという依頼を受け、タンザニアに来訪されたのです。

実際はＪＩＣＡ支援施設の視察・青年海外協力隊員の応援目的だったのですが、若い時からナベサダさんの大ファンであった私は、真っ先に手を上げてタンザニアでの付き添いとお世話をフルにさせていただきました。

ナベサダさんは、訪問したタンザニアの小学校で、子供たちが叩く太鼓の演奏に合わせ、持参されサックスで即興演奏をされ、また、タンザニアのバンドと共演をするなど、私は全てのスケジュールに同行させていただく幸運に巡り合い、一緒にいた時間は私にとってタンザニアで得た一番の宝物となりました。

また、当時の日本大使館の大使、公使のお二人は、共にバイオリンの名手でした。天皇誕生日のレセプションでは、大使と公使が現地のお客様に演奏でおもてなしをする際、私はピアノ伴奏を申し付けられ、レセプションの前は大使館医務室にいるよりも大使公邸でピアノ練習をしている時間が長かったことがありました。

タンザニア勤務時代に東日本大震災が起きました。ニュース映像を見て、本当に驚き心配をしました。特に福島第一原発の爆破映像は、世界中に大きな衝撃を与えました。海外に住む多くの日本人は、日本が沈没・消滅してしまうのではないかというくらいに感じたものです。

ニューヨークのジャムズネットから被災地支援の声が上がり、私は現地の様子を見てくることになりました。タンザニアでは、映像を見て、居ても立ってもいられない状況でしたが、現地に入れたのは震災から1ヵ月後の4月でした。

米国からは日本人医師会所属の柳澤貴裕医師等がTMATの一員として現地入りしました。短期間の滞在でしたが、南三陸、福島、大槌町などを周り、その後、米国他海外からの支援をつなぐためのネットワークづくりをしました。それが現在も続いています。〝認定NPO法人心の架け橋いわて〟(※7)、もその一つです。岩手県在住となった私は、現在、理事をさせていただいています。

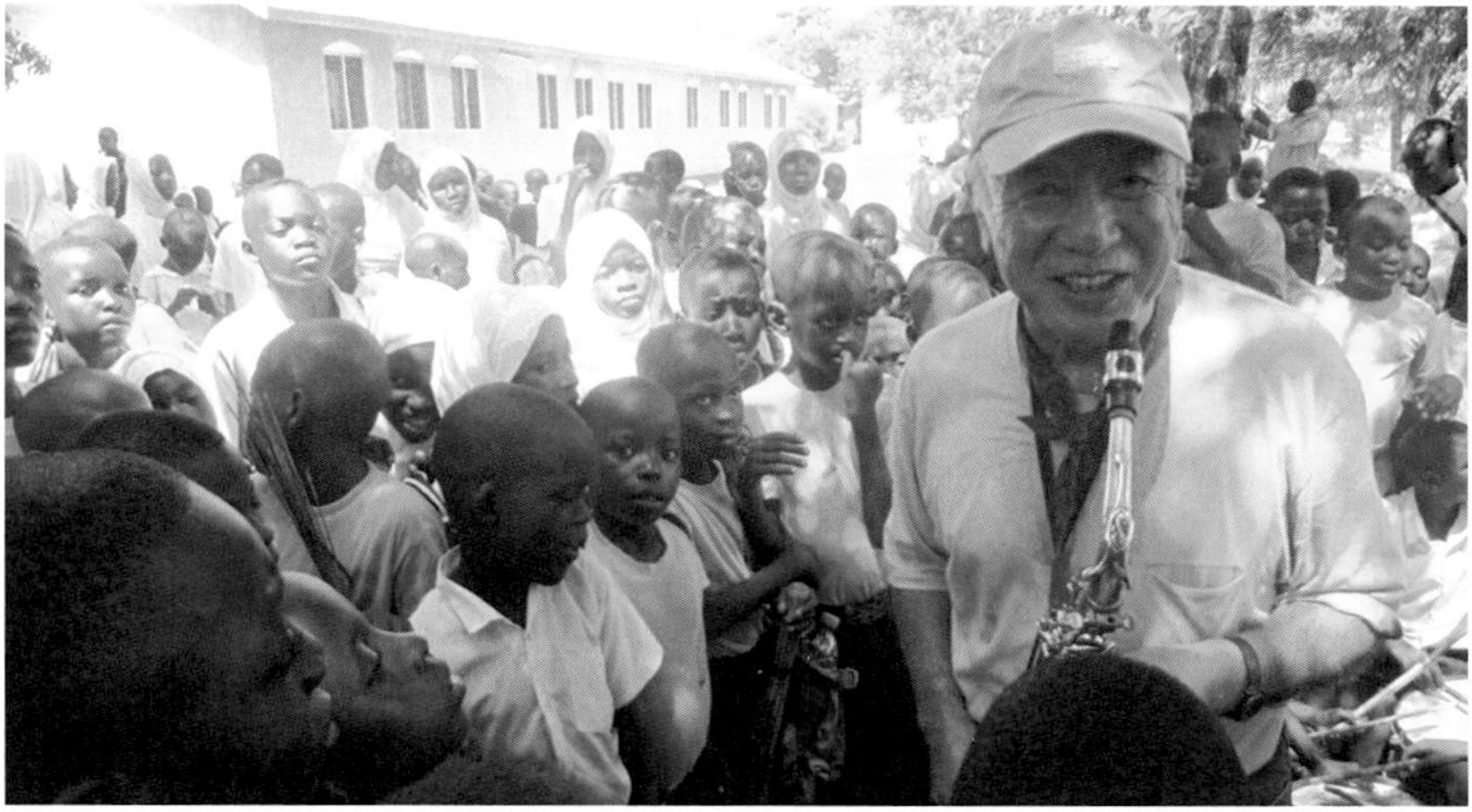

タンザニアに来訪された渡辺貞夫氏。地元の小学校で子ども達が叩く太鼓に合わせ、サックスの即興演奏を披露しました。

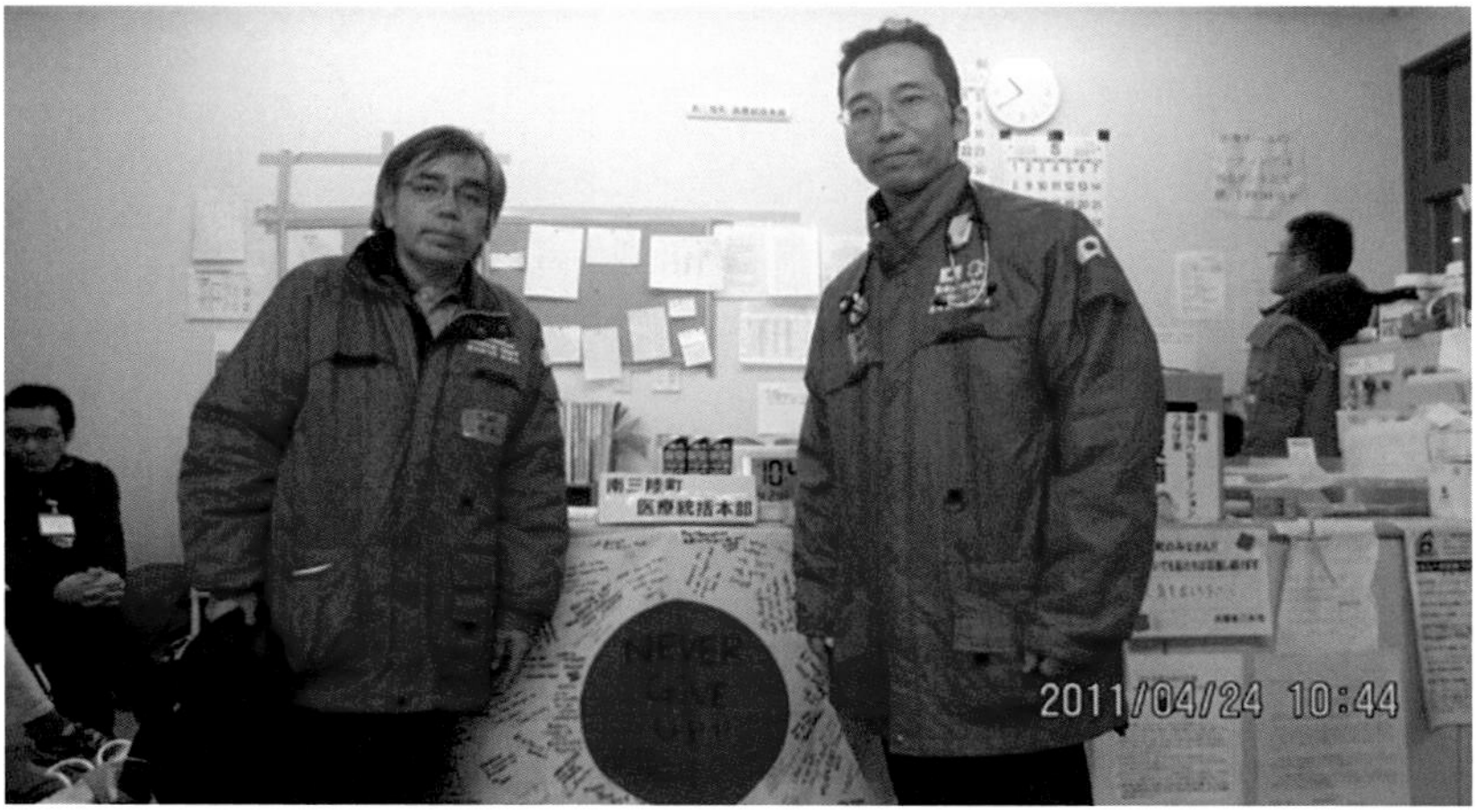

TMAT の一員として一緒に東日本大震災被災地に支援に入った米国日本人医師会の柳沢貴裕医師（右）と筆者。

4章　米国、カナダの先進国で経験した医療制度の違い

世界最先端の治療が可能な国では、
加入している保険会社によって医療の質が決まり、
医療も金次第ということになっていて
平等より選択を重要視している印象と、
一方には、待合室にお弁当を持ってのんびり
待機している患者さんが多いことに驚きました。

高額な医療費

先進国には2箇所勤務しています。インドの次の赴任地がニューヨークでした。米国はご存知の通り、医療においても世界最先端の治療が可能な国でしたが、加入している保険会社により医療の質が決まります。医療も金次第という側面があり、平等よりも選択を重要視しているという印象の国でした。

マイケル・ムーア監督の『シッコ』という映画で描かれていましたが、工場で働いた労働者が機械に挟まれ、手の指を5本切断してしまった。5本の指を持参して病院に駆け込んだところ、医師に「指を何本繋ぐかい？」、と聞かれるという内容です。最低限の治療として親指は繋ぐけれども、後は労働者が加入している保険次第、いくらまでカバーしているか、で決まるということを象徴した映像でした。

本当に医療費は高額です。実際、邦人で転んで骨折して入院された方がいました。その方は、1週間で8万ドル、当時のレートで約900万円請求されたことがあります。旅行保険に300万円しか加入していなかったため、相談を受けた私が仲介に入り、最終的に請求額を５００万円にまでに減額してもらったことがありました。病院側からすれば、患者に逃げられ取りっぱくれるよりは、回収できるなら減額もする、ということかもしれませんが、交渉により医療費ですら下がる、ということ自体、日本ではあり得ないと感じました。

お弁当持参の治療

在外勤務地の最後がカナダでした。ここも医療先進国でしたが、米国とは全く異なり、国民皆保険で基本的に医療費は無料です。ただし、診療までの待ち時間、家庭医から専門医への紹介時間、さらに専門医において実際に手術等の処置が実施されるまでの時間（週数）がとんでもなく長く（平均で半年以上待たされるというデータが毎年報告されています）、気が短い日本人にはとても信じられない状況でした。怪我や急病の際に受診するＥＲ（救急外来）もあるのですが、ここでも平均5、6時間待たされる状況でした。

受診すると最初に看護師さんによるトリアージが行われ、重症・緊急でない場合には後回しにされます。待合室には、お弁当を持ってのんびり待機しているカナダ人が多くいることに驚きました。カナダの人たちは医療が有限な資源であることを理解し、医療機関で看護師により行われるトリアージを信用しており、この医療制度に基本的に満足しているようでした。

首都オタワからも、人口最大の都市トロントからも、車で1時間南下すればカナダ人は自由に米国に入国でき、米国に入ればいつでも直ぐに診てくれる病院がありますが、誰も行きません。前述したように、米国は医療費が高い、ということもありますが、カナダの医療制度を信頼している、という点が背景にあるようです。

帰国後に驚いたのは、とある地域の消防署で聞いたところ、1年間に200回救急車を呼んだ患者さんがいたとのこと。極端な例かと思いますが、このようなことは日本だけだの特例だと思います。救急車が無料だということもあり、また、夜間・休日に受診した方が早く診てもらえるので、といった理由で利用されている方がたくさんいらっしゃるとのこと。救急車は何のため、誰のためにあるのか、救急病院はどういう患者さんのために用意されているのか、そもそも病院は誰のためにあるのか？　日本では、水と同じように医療も安価で、無尽蔵に提供されると思っている方が多いのではないでしょうか？　フリーアクセスで、どんな医師、研修医でも教授に診てもらっても、どこの病院を受診しても、同じ低価格で治療が受けられます。

素晴らしい日本の医療制度だと思いますが、このまま永遠にこの制度を続けられるとは考えられません。カナダの制度、政府への信頼のもとで、自分たちの医療資源を守る、という姿勢は、日本でも紹介・導入したいと考え、帰国後、あちこちでお話しております。前提として、患者さん側も疾病・事故発生時の初期対応の方法や〝上手な医療の利用の仕方〟を学ぶ必要があります。高校など学生時代に〝医療リテラシー〟の授業を加えていただきたいと思っています。

５章　わたしの子供時代、青春時代

新品のアップライトのピアノを前に
毎日の練習が辛く思った子供時代ですが、
大学のジャズ研を盛り上げ、海外勤務中には
天皇誕生日のレセプションでピアノ演奏が
大いに役立ち、今は感謝しかありません。

4歳でピアノ練習

京浜工業地帯として繁栄していた神奈川県川崎市で昭和32年に私は生まれました。祖父は沖縄生まれで、一旗上げに内地、最初は鶴見、その後は川崎に移住して居を構え、町工場を建てるなど羽振りも良かったようです。母親も沖縄生まれで、女学校を卒業後、川崎に出てきていました。父親は祖父から受け継いだ町工場を経営し、景気の良かった時代であり、当時の私は比較的恵まれた生活をしていました。

4歳の時にヤマハ音楽教室に通い始め、ピアノの練習を始めています。音楽好きの母親の強い希望があったものと思います。昭和30年代にピアノ教室に通っている男子は珍しかったと思います。自宅には新品のアップライトのピアノを購入してもらいました。子供の頃は、毎日の練習が辛かったのですが、ピアノ演奏の技術は青春時代（ジャズ研）や後の海外生活（天皇誕生日のレセプションでの演奏等）でも大いに役に立ち、今は感謝しています。

小学校の音楽の授業では、ピアノの苦手な男性の担任の先生に代わって、私が歌の伴奏をするなど、根っからの明るい性格もあって、クラスでは人気者的な存在でした。学芸会があると主役をつとめ、６年生の時には立候補して児童会長になったのですが、大人びた選挙運動を派手に行った記憶があります。

兄弟はいなかったのですが、父親には姉妹が８人もいて、彼女（叔母）たちから大変かわいがってもらいました。近所にいる従兄弟たちともよく遊んでいたので、寂しい思いをしたことはありません。母親の里帰りに合わせて、本土復帰前の沖縄・金武村（現在は金武町）へ度々旅行し、親戚たち（祖父母・叔父・叔母）と交流し、従兄弟たちとも遊んだことを憶えています。

学校の成績はかなり良かったこともあって、担任先生の強い勧めで、小学校で一人か二人、当時は大変珍しかったことですが、地元の公立中学には行かず、横浜にある聖光学院中・高等学校を受験しました。結果は、見事合格し、入学することができました。

身体は小柄なほうで、聖光学院中学校入学当時の身長は、１３０センチそこそこで、毎日重いカバンを持って、約1時間の電車通学をしていました。勉強はがんばっていて、それなりの成績を収めていましたが、さすが県内の各小学校から優秀な子供たちが集まった進学校です。学年で20番以内（２００人中）が精一杯でした。クラブ活動は、当時のテレビドラマの影響もあって剣道部を選びました。毎日の早朝練習が大変でしたが、まじめな姿勢が評価され、最後は部長を務めました。当時の私は、生物学に興味を持っていたので、ＤＮＡ構造の解析が進んでいることが、世界的な話題になったことに大いに関心を持ちました。

ジャズ研の仲間たち

大学入試の受験勉強は、聖光学院の先生の指導のもと熱心に行っていて、合格範囲の偏差値だったこともあって、東大を受験しましたが、あえなく〝桜散る〟の電報をいただきました。一浪して駿台予備校で学んでいましたが、二回目もあえなく不合格でした。片思い、縁がなかったと諦めの気持ちは早かったかと思います。最終的には、当時の国立二期校の弘前大学の医学部に入学しました。

青森県には親戚も知り合いもいなかったのですが、浪人時代に雰囲気を求めて恐山の宿坊に泊まり、イタコの話を聞いたりするなどの旅行をしたことも影響していたかもしれません。沖縄とは真反対の北国、東北に漫然とした憧れを懐いていたのかもしれません。

弘前では親元を離れた下宿生活で、開放感もあり、正直、勉学よりもクラブ活動（ジャズ研）や仲間との付き合いが主体の学生生活でした。下宿屋さんはりんご農家の兼業でした。夕食にめったに肉料理が出なかったのが残念でしたが、廊下にはいつも販売路に乗らなかった不揃いのりんごが木箱におかれていて、自由にいつでも食べられたので、空腹を満たすことはできていました。下宿の大家さんの津軽弁、最初は全く理解できなかったのですが、半年後、川崎から両親がご挨拶に来た時には、〝通訳〟をしている自分がいました。

ジャズはほとんど聞いたことがなかったのですが、子供時代から親しんでいたピアノの技術を生かしたいという気持ちがあって、格好良さそうで、女性にもてそうという不順な動機もあって、全学のクラブに入部しました。ジャズ研での、それこそ〝酒とバラの日々〟は、本当に楽しく、先輩、同僚、後輩にも恵まれました。新入生獲得のために実施した学生食堂の前での仮装をしてのゲリラ演奏など、本当に好き勝手に楽しんでいました。

学生運動は、まだ盛んな時代でしたが、我々は全くノンポリの青春を謳歌していました。ゲリラ・ライブのおかげか、その後ジャズ研の入部は急増し、卒業生の中からプロの演奏家が出るなど、今も続く歴史あるクラブに成長しています。

遊びがメインの学生生活でしたが、それでも男子の中では比較的真面目に授業に出ているほうであったかもしれません。同級生で成績優秀な女性に勉強を教えてもらうなどの努力が実り、国家試験には無事合格して医師になりました。

津軽弁に苦労したこともあって、卒業後は地元の横浜に戻り、横浜市立大学医学部でお世話になり、外科医として10年弱の経験をさせていただきました。

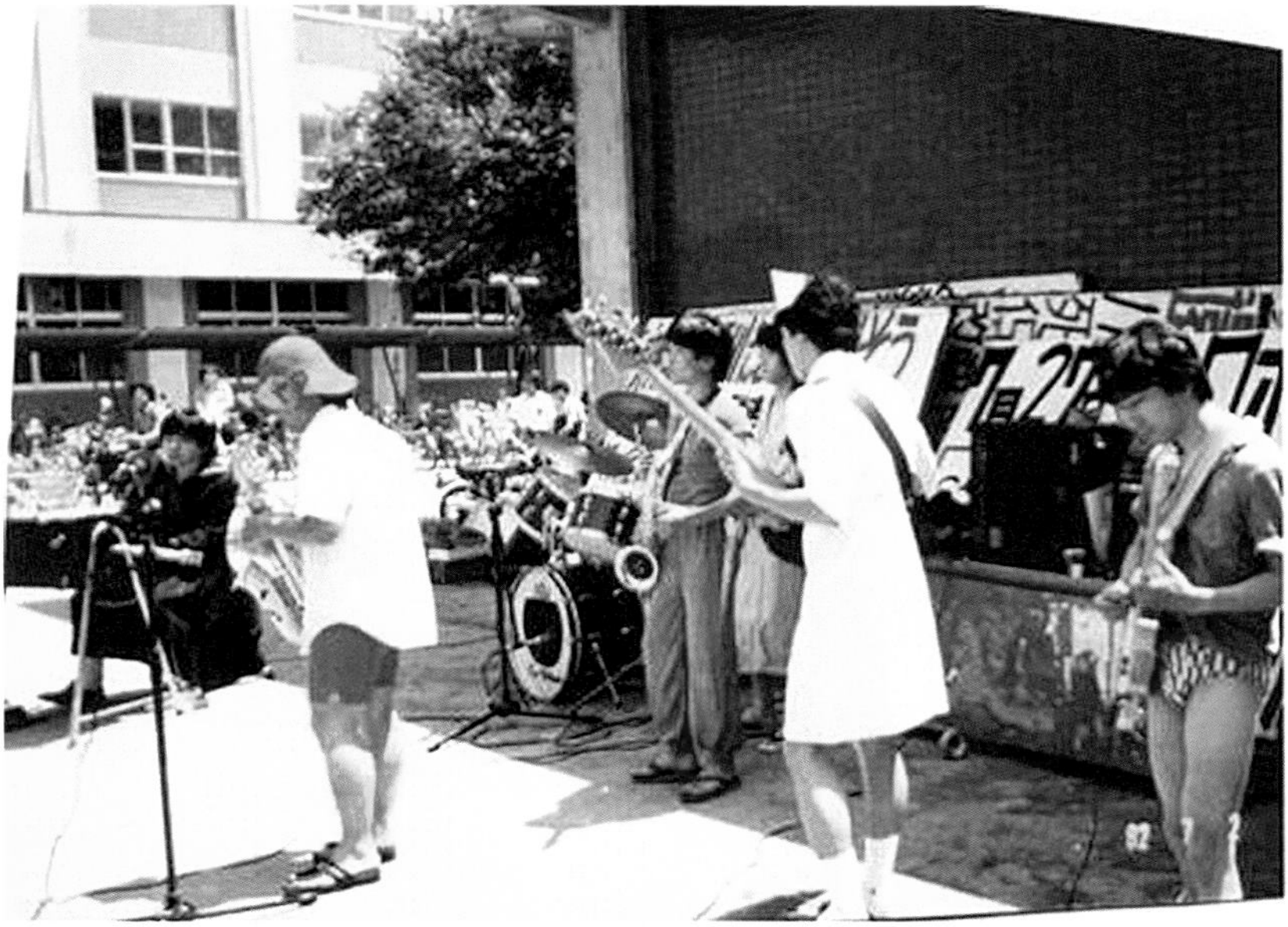

タテカンの前でゲリラ演奏をした大学時代（左端でピアノを弾く筆者）。

6章　東京勤務と「えひめ丸」海難事故

ハワイ・オワフ島沖で米国原子力潜水艦と衝突した「えひめ丸」が海底深く沈み、教員、生徒が亡くなりました。ご遺族はご遺体との対面を懇願しましたが、米国側は引き上げにかかる莫大な費用を補償に充てると主張したことで、外務省が米国側と交渉し、ご遺体の確認が実現したのです。

海難事故発生でハワイへ

外務省時代に東京勤務は2回ありました。最初は2ヵ国目のインドネシアでの4年の勤務後でした。霞が関にある外務省診療所で、医師として勤務することになりました。その頃は、外務省職員の診療・検診・在外赴任前の予防接種などの他に、現在外務省のホームページにも掲載されている『世界の医療事情』（※8）を、世界各地の医務官から情報を得て、それを纏めて1冊の本に編纂する作業なども担当しました。

その時期の日本勤務は3年間でしたが、この間にハワイ沖えひめ丸海難事故、北朝鮮拉致被害者帰国など、多くの歴史的事件が発生しました。その度に、当時東京で勤務していた私は、現地に派遣されることになりました。

2001年2月9日、ハワイ・オワフ島沖で愛媛県立宇和島水産高等学校の練習船えひめ丸が、急浮上してきた米国原子力潜水艦と衝突によってえひめ丸が沈み、教員5人、生徒4人が亡くなるという痛ましい事故が発生しました。ご遺族が多数現地に行くことになり、そのお世話係の医師として私が派遣されることになりました。

事故発生から1週間後、深海に沈んだえひめ丸が見つかり、日本のご遺族は数百メートルの海底に沈んだえひめ丸を引き上げた後、ご遺体と対面させてほしいと懇願されましたが、米国側は、被害者は既に亡くなっており、引き上げには莫大な費用がかかるので船は引き上げず、その費用をご遺族の補償に充てると主張したのです。

ご遺族は、補償よりご遺体との対面を希望され、その意向を外務省が米国側と交渉し、結果としてサルベージ・浅瀬への船の曳航・ご遺体の確認作業が実現しました。このことは、日米の死生観の違い、喪に服する文化的違いを感じさせる出来事でした。

その後、ご遺族は1年間に4回ハワイに渡航されました。その全てに医師として私が帯同し、現地での裁判傍聴、原子力潜水艦館長のご遺族への謝罪、引き上げ後の遺体との対面の際にも、説明係としてご遺族の傍らに寄り添わせていただきました。ご遺体は変わり果てた状態であるか、あるいは遺品のみしか見つからなかったケースもありましたが、ご家族はしっかりと対面され、お別れを告げられていました。

ご遺族から突然の手紙

ご遺族の要望を日本から来られた政治家にお伝えする仲介役もしました。日程がタイトな中、ハワイに来訪されている政治家には、ご遺族の突然の要望（手紙をこれから書いて手渡したいので潜水艦館長との対面時間を遅らせてほしい等）は受け入れにくい状況だったのでしょう。仲介した私は、「君はどっちを向いて仕事をしているんだ」と政治家の方に詰問されたので、「ご遺族の意向に沿って対応することが、ひいては外務省・政府のためになると思っています」とお伝えして、納得してもらったことがありました。

1年間にわたってご遺族のお世話係をさせていただきました。その間、大変な状況もありましたが、総じて皆さんが実に紳士的で、基本的には冷静な態度であったことが印象的でした。最後のほうでは、ご遺族の方とお酒を酌み交わすこともありました。

その後、ご遺族とハワイの現地の皆様とは、温かい交流が生まれています。カカアコ・ウォーターフロントパークに作られた「えひめ丸の慰霊碑」は、慰霊碑管理協会や地元高校生など、ハワイ州の方々のボランティア活動によって常時清掃され、定期的にお花や折り鶴などが供えられているとのことです。

えひめ丸ご遺族、拉致被害者ケアなどの実績が評価され、当時の川口順子外務大臣より川口賞（※9）をいただくという栄誉も得ました。私が賞をいただいた背景には、外務省の邦人保護という職務が一般の国民に注目され、その中で医務官の役割が大きくなってきたことが反映されたものと思います。

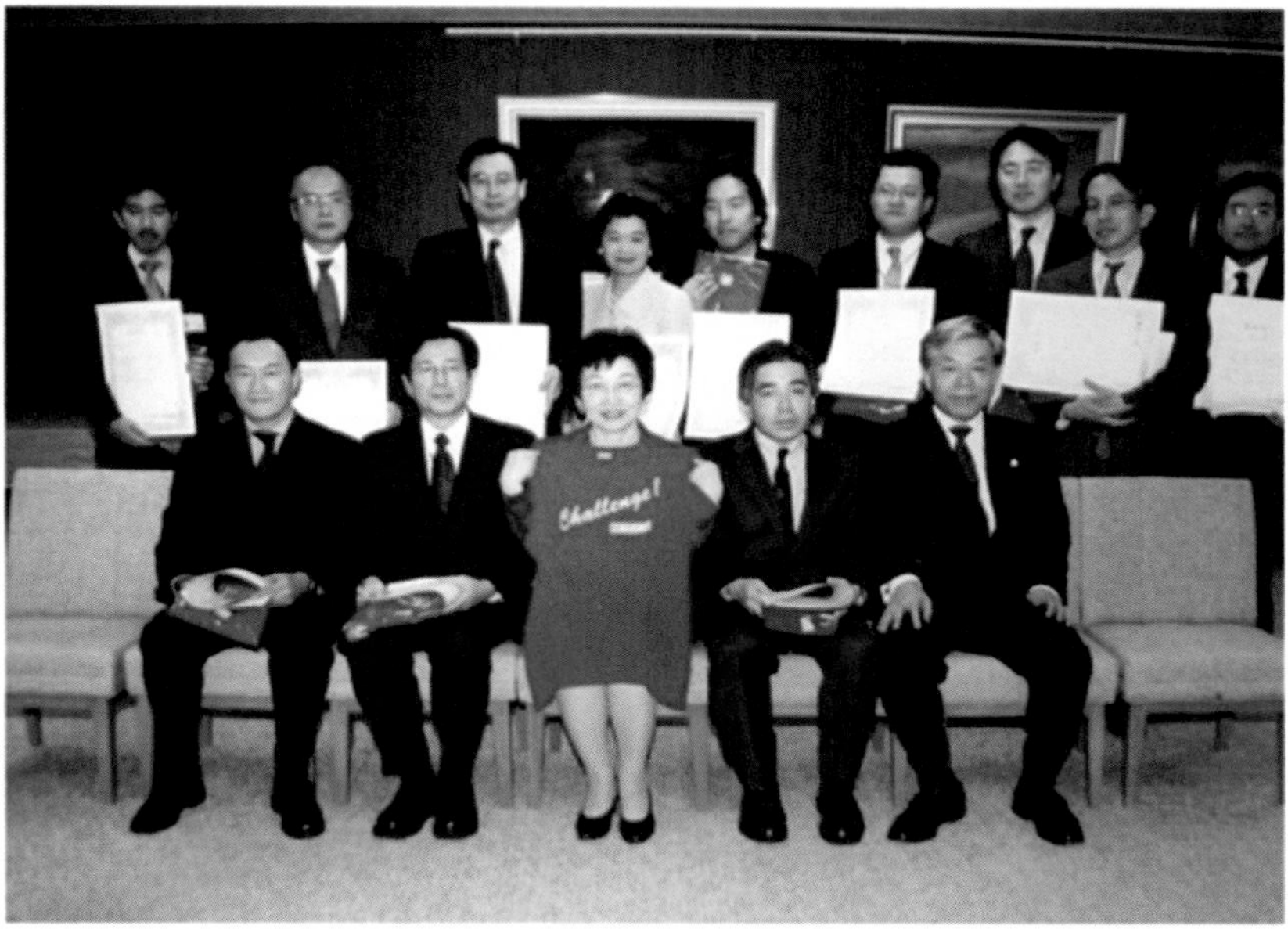

第１回川口賞受賞式に臨む筆者（前列右から２人目）
前列中央が川口順子元外務大臣。

7章　東京勤務を経て岩手へ

霞が関で診療所長として5年間務め、今は岩手県で保健所長をさせていただいていますが、昨今のウクライナ騒乱の世界状況、不安定化する東シナ海の状況、頻発する大規模自然災害等、いかに身の安全を守るか、各方面に出向いてお伝えしています。

勤務地でのでき事

在外勤務はカナダが最後であり、次は日本、霞が関の外務省本省、東京勤務は２回目でしたが、今回は診療所長としての勤務でした。世界中に約１００人いる医務官のまとめ役、人事なども担当していました。災害対応事例としては、ダッカで発生したテロの際にＪＩＣＡの方が７人亡くなるという痛ましい事件がありました。その時、ご遺体の確認、ご遺族への対応のため私が現地に出張しました。

ハワイでもタンザニアでも体験したことですが、在外で亡くなった邦人のご遺体の確認と日本への搬送作業は、本当に苦労が多いものです。その一端が、最近、米倉涼子さん主演の〝エンジェルフライト〟という映画に描かれています。

その映画は、ご遺体搬送をする業者が主人公です。こうした業者が対応しない、できない場合、全て外務省職員である私たちが対応してきました。現地の司法当局・解剖医などから情報を得て、ご遺体を最初に確認し、その状況を日本から来られたご遺族に説明した後、ご意思を再確認して対面していただきます。途上国でのご遺体の保管環境は劣悪なことが多く、変わり果てたご遺体との対面の場で、ご遺族に寄り添う職務は本当に辛く、厳しいものでした。

日本での診療所長としての勤務は、5年間務めさせていただきました。現在は岩手県で保健所長をさせていただいています。家内は岩手県の旧沢内村（現西和賀町）出身です。家内の希望もあり、また帰国後、娘が東京で知り合った男性がやはり岩手県出身という御縁もあって、高齢の継母が一人残っている岩手県にお世話になることにしました。

私の父親は、インドネシア勤務時代に危篤になり、急遽帰国しましたがすでに意識はなく、直後に亡くなりました。母親は最後の東京勤務時代に病死しています。私の二人の子供も独立し、川崎の家には住まないということでしたので、昨年、本格的に岩手県に移住しました。岩手県は本当に風光明媚で、食べ物、お酒も美味しく、かつ孫にも恵まれ毎日幸せな日々を送らせていただいています。寒さと雪は大丈夫？と聞かれることがありますが、直前がカナダのオタワ勤務で、現地はマイナス30℃になる地域でしたので、全く苦になりません。岩手の景色は、オタワと似ているようにも感じています。

保健所勤務のことですが、２年目からコロナ感染症流行の時期に当たり、この３年間、保健所職員は日夜本当に大変でしたが、なんとか乗り越えつつあります。保健所では、ＳＮＳを利用して積極的に情報発信しています。（※10）コロナ禍も大規模災害と考えて対応しています。特に、有事の際のクライシス・リスクコミュニケーションの重要性は、ニューヨークでの勤務や他でも学ばせていただいた点であり、岩手県の担当地域において、医療関係者、市・町関係者、高齢者施設関係者、消防などの皆様とはＺＯＯＭを通じて、ほぼ毎日情報交換させていただいていました。

こうしたネットワークづくり、コミュニケーションが、コロナ禍においても有効に機能したと思います。また、外務省時代に培った人脈を活用させていただき、国立感染症研究所の先生方や厚労省の医師の方々から、随時アドバイスをいただいていました。

日本に帰国してからは、医大生、看護学生、医師会、咢堂塾（※１）、他一般の方向けの講演を多数させていただき、これまでの経験、世界の医療事情、災害・テロ対応などについてお伝えしています。

痛ましい事件

最近の日本のでき事で一番ショックだったことは、安倍元総理銃撃事件です。故安倍元総理には、北朝鮮拉致被害者支援関係で直接お世話になったこともあり、お亡くなりになったことは本当に残念に思いました。この痛ましい事件について、ニュースを見ていて、これは？　と思ったことは、現場でＮＨＫの記者を含めて、最初の銃撃音のあと、誰一人〝伏せていない、逃げていない〟ことでした。

その後、岸田首相に対する手製爆弾投下事件もありました。この時も、現場で多くの方はスマホをかざして撮影している有様でした。一般の方が犯人を取り押さえ、それ自体は素晴らしいことですが、そのことを賞賛しているメディアにも疑問を感じました。このような実情を目の当たりにして、テロ・危機発生時の対応について、外務省時代に受けた研修や実体験を基に、各地の自治体や日本医師会でもお話させていただきました。（※11）

さらに、クーデター後のアフガニスタンからの邦人搬送、コロナ流行時の武漢からの邦人搬送、ロシア侵攻後のウクライナからの邦人搬送等が続いたことから、元外務省の大使・元医務官の同僚、海外邦人カウンセラー、ジャカルタ在住邦人、自衛隊医官他の協力を得て、邦人脱出に関するセミナーをジャムズネットで、また盛岡で開催された日本災害学医学会で実施しました。まさに20年前にインドネシアでの邦人退避事例以後に学んだことを紹介するセミナーでした。

最近では、現地の医務官から連絡があり、ウクライナから避難された妊婦さんの病院アレンジをさせていただいたことから、当事者にもセミナーに参加していただきました。いざという時の心得、そのための準備について、在外邦人に伝えることを目的にしたセミナーでしたが、実は、昨今のウクライナ騒乱などの世界状況、不安定化する東シナ海の状況、頻発する大規模自然災害等から、国内にいる日本人にとっても考えておくべきテーマではないか、とお伝えしています。

セミナーの実施後、政変が起きたスーダンから邦人退避がありました。その際には、スーダン日本大使館の外務省医務官、スーダンで活動されているＮＰＯロシナンテスの川原尚行医師（元外務省医務官）にも、同セミナーの資料（※12）をお送りしました。

8章　若い世代の人たちへ

若い学生さんに講義・講演をする時は、必ず5つのメッセージを最後に伝えています。それは、日本は恵まれていること。日本語、日本文化、日本の歴史を勉強すること。日本人先達への感謝。情けは人のためならず、矜持をもって世界に飛び出してほしい、ということです。

5つのメッセージ

若い学生さん相手に講義・講演をする時は、必ず次のメッセージを最後に伝えています。

1. 日本がいかに恵まれた状況にあるか知ってください。
2. 外国語習得は重要ですが、その前に日本語・日本文化・地元の歴史などをしっかり勉強してください。
3. 私は長い間外国生活をしていて、日本人だということで軽蔑されたり、嫌な思いをしたりしたことは一度もありません。これは一重に現在、そして過去何百年にわたり海外で生活して現地に貢献されてきた日本人先達のおかげであると思います。
4. 「情けは人のためならず」。弱者支援は自分たちのためです。
5. 次は皆様が日本人の先達になります。矜持を持って、世界に飛び出していただきたいと思います。

以上が学生さん向け講義の概要です。このことについて、補足の説明をします。

1．については、本著で記載の通り、最初の赴任地のミャンマー、インド、インドネシア、タンザニアといった途上国で、本当に痛感しました。医療のレベルは国の経済力に依存しているという当たり前の事実が、日本だけで生活していると分からないと思います。先進国と比較すると、フリーアクセス、国民皆保険システムなどの素晴らしさを理解してもらいたいと思います。そして、日本の素晴らしい医療制度が、将来にわたって持続可能なものになるために、今、何をすべきか、今一度考えてもらいたいと思います。

2．については、中村歌舞伎一座の公演がニューヨークのブロードウェイで行われたことがあります。この時、総領事公邸に米国人要人をお招きして夕食会を行い、その後に歌舞伎鑑賞会をアレンジし、私もアテンド職員の一人として対応しました。その際のことです。参加された米国人の方々から、歌舞伎について質問されましたが、私には歌舞伎の知識が少なく、大変恥ずかしい思いをした経験からの提言になります。外国の方に聞かれるのは、日本のことです。今であればアニメなども含まれますが、日本の芸術、文化、歴史について、出身地のことについて、日本の偉人の業績について、基本的なことは知っておく必要があります。

３．については、本当に実感しています。多くに国に滞在・旅行に行きましたが、どこに行っても日本人であるということで、丁寧に接していただきました。ご存知でしょうか？　日本のパスポートを持参していると、外国への入国の際に事前に査証（VＩＳＡ）を取得しておく必要のない国が１９３国あります。これは世界一の数です。世界における日本の信用度は、ナンバーワンである証拠です。

４．の「情けは人のためならず」については、特に東日本大震災の時に痛感しています。外国から真っ先に被災地支援に掛けつけてくれたのは〝エルトゥール号遭難事件〟のトルコであり、〝命のビザ〟のイスラエルであり、台湾等でした。彼らは、過去１００年以上も前に日本人から受けた恩を忘れずにいて、その恩返しの気持ちを表してくれたとのことです。

日本も、今、困っている世界の人々、アフガニスタン、ミャンマー、ウクライナ他、日本在住の外国人や難民も含めて、より一層の支援に尽力していくべきであると思います。その支援が将来的には、我々の子供たちや孫たちの世代のためにもなると考えています。

なお、台湾のことですが、野嶋剛著『なぜ台湾は新型コロナウイルスを防げたのか』を読んだところ、台湾総統の蔡英文氏が、「後藤新平が台湾の公衆衛生の礎を築いていたおかげだ」と述べている記述があり、驚きました。さらに、政治家である総統のみならず、一昨年国際学会でお会いした台湾の若い女医さんも、同じような発言をされていました。

１００年以上前の岩手県の偉人の業績がしっかりと伝承され、今でも台湾の人たちが記憶していることに感銘を受けました。私は慌てて岩手県奥州市にある後藤新平記念館に行き、改めて勉強した次第です。

５．については、今、私は本当に日本の素晴らしさ、岩手県の素晴らしさを実感している毎日です。これは、ひとえに、海外生活を長く送った経験の賜物です。同時に、日本の問題点について多くの気づきがあり、いろんな場所で提言させていただいています。人材難の岩手県の県職員ですので、本当は若い方には地元での就職を推進する立場ではありますが、まずは1回外に出て、世界を見て、そして日本に、地元に戻ってきて、新たな日本創りを目指してほしいと思っています。

これまでの海外生活について、医療面、災害テロ対応、邦人支援を中心にまとめさせていただきました。講演については、お声かけいただければ、どこにでもお伺いします。本書には書ききれなかった裏話などもお話できます。ご連絡お待ちしています。

謝辞

最後に、改めて、海外で過去何百年にわたりご苦労されながら世界中の人々に多大な貢献をされてきた邦人の皆様、現在もご苦労されている邦人の皆様、当時若く未熟であった一医師である私を温かい目で育てていただいた在留邦人の皆様に感謝いたします。

慣れない文化・言語生活の中、裏方としてしっかり支え続け、時には暴走しがちな私に適宜的確にアドバイスをしてくれている家内にも、改めて感謝いたします。

今後もできる限り邦人支援・情報発信（※13）を続けていくことを、ここに記載させていただきます。

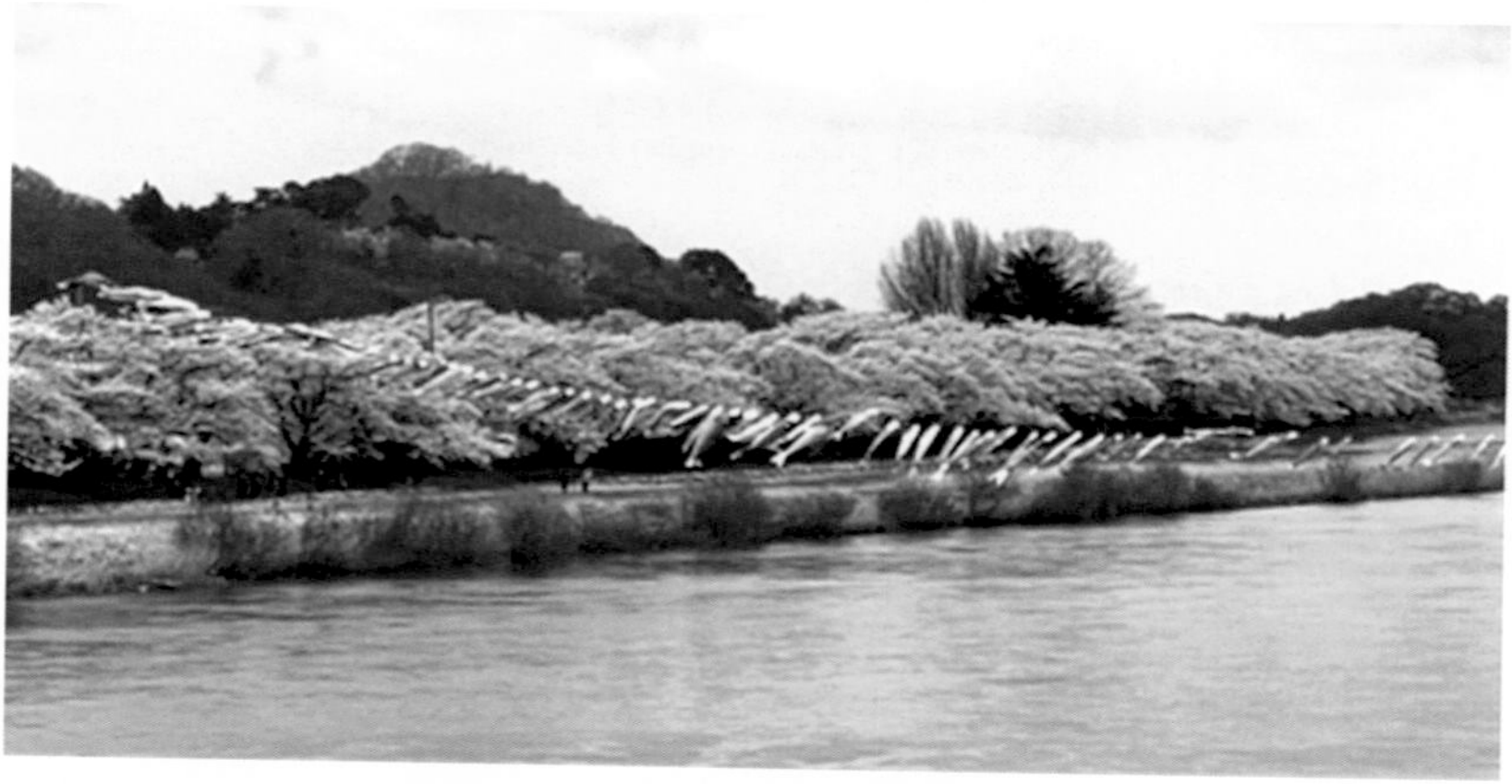

自宅前から望む北上展勝地の桜と鯉のぼり

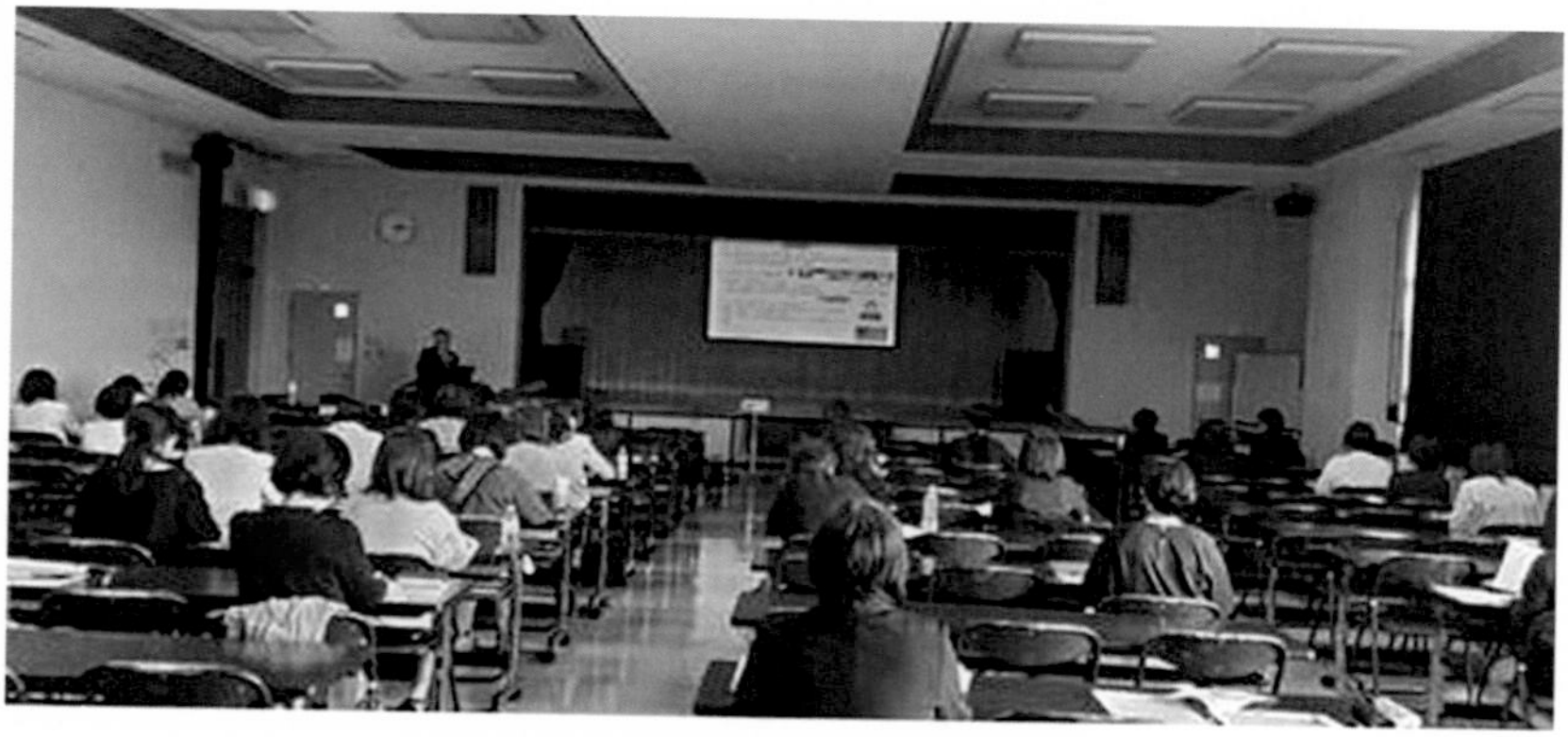

岩手県保健師長会での講演

仲本光一　履歴

1957年9月：川崎に生まれる
1964年4月：川崎市立殿町小学校入学
1971年4月：聖光学院中学校入学
1974年4月：聖光学院高等学校入学
1978年4月：弘前大学医学部入学
1983年3月：弘前大学医学部卒業、医師国家試験合格
1983年5月：横浜国立病院勤務
1985年5月：横浜市立市民病院勤務
1986年5月：横浜市立大学第二外科勤務
1987年5月：藤沢市民病院勤務
1988年5月：横須賀共済病院勤務
1989年5月：国立伊東温泉病院勤務
1990年5月：藤沢市民病院勤務
1991年5月：稲田登戸病院勤務
1992年3月：横浜市立大学医学部博士号取得　平成4年
1992年5月：水海道西部病院勤務
1992年10月：外務省入省、在ミャンマー日本国大使館勤務　医務官
1996年3月：在インドネシア日本国大使館勤務　医務官
1997年4月：ジャカルタカウンセリング（邦人支援NPO）設立に参加

２０００年７月：外務省本省勤務（上席専門官、診療所医師）
２００２年２月：第一回川口賞受賞（外務大臣賞）
２００２年３月：第七回多文化間精神医学会賞受賞
２００３年８月：在インド日本国大使館勤務　医務官
２００５年８月：在ニューヨーク日本国総領事館勤務　メンタルヘルス担当官・医務官
２００６年１月：邦人医療支援ネットワーク（JAMSNET）設立に参加
２００７年12月：米国日本人医師会功労賞受賞
２００８年１月：ジャムズネット東京設立（理事長）
２００８年８月：在タンザニア日本国大使館勤務　医務官
２０１２年１月：在カナダ日本国大使館　参事官兼医務官
２０１３年３月：ジャムズネットカナダ設立、ジャムズネットアジア設立に参加
２０１４年５月：外務省診療所　診療所長
２０１９年５月：岩手県県南広域振興局保健福祉環境技監　兼　奥州保健所長
２０２０年４月～２０２３年３月　一関保健所長兼任
２０２３年４月～岩手県盛岡広域振興局保健福祉環境技監　兼　県央保健所長

著書：『医療落語：博士と助手』インドネシアで出版
（HP 復刻版：https://hakajyo.blogspot.com/）

専門医関係：
社会医学系専門医指導医、日本医師会認定産業医

学会：
日本渡航医学会
日本産業衛生学会
日本公衆衛生学会
日本災害医学会
所属ＮＰＯ：
ＮＰＯ法人ジャムズネットＵＳＡ理事
ＮＰＯ法人ジャムズネット日本（前東京）前理事長
認定法人こころの架け橋いわて　理事
ミャンマーファミリー・クリニックと菜園の会（ＷＦＣＧ）
受賞：
２００２年２月：第１回川口賞受賞（外務大臣表彰）
２００２年３月：第７回多文化間精神医学会賞受賞
２００７年12月：米国日本人医師会功労賞受賞

索引

※１：咢堂塾（尾崎行雄記念財団）
https://ozakiyukio.jp/gakudojuku/

※２：ジャムズネット
https://jamsnet.org/

※３：ニューヨーク日系人会
ヘルスフェア
https://jaany.org/ja/home-jp/

※４：池田みどり「神様がくれた時間」
https://linkco.re/a0aq9bzd?lang=ja

※５：「医療落語　博士と助手」
https://hakajyo.blogspot.com/

※６：ジャカルタカウンセリング
Group With HP から
https://www.groupwith.info/seminar/1

索引

※７：認定 NPO 法人 心の架け橋いわて

https://kokorogake.org/

※８：世界の医療事情

https://www.mofa.go.jp/mofaj/toko/medi/index.html

※９：川口賞

https://www.mofa.go.jp/mofaj/press/release/15/rls_0131d.html

※ 10：岩手県保健所 SNS

X（旧ツイッター）

https://twitter.com/PhcOshu

※ 11：日本医師会での講演

https://www.med.or.jp/nichiionline/article/010832.html

※ 12：邦人退避セミナー資料

https://hakajyo.blogspot.com/2023/03/blog-post.html

索引

※13：在外邦人向け医療情報 SNS

フェースブック

https://www.facebook.com/houjinkanren

インスタグラム

https://www.instagram.com/oshuphc/

X（旧ツイッター）

https://twitter.com/houjiniryo

海外邦人を支える元外務省医務官のメッセージ
拉致問題から9･11テロ事件まで

想像を超えた難事の日々

令和5年12月20日　初版第1刷発行
令和6年 6月 1日　初版第2刷発行

著　者　仲本光一
発行者　馬場英治
発行・発売　株式会社世論時報社

〒154-0015
東京都世田谷区桜新町2-25-15
sron2009@seronjihou.co.jp
電話　03-6413-6311（出版部直通）
印刷・製本　株式会社千葉印刷

乱丁・落丁本はお取替えします。お手数ですが
電子メール、電話でお知らせをお願い致します。